AF468383

HOPITAL MILITAIRE DE BOURBONNE-LES-BAINS.

CLINIQUE ET THÉRAPEUTIQUE

THERMO-MINÉRALES.

RELATION MÉDICO-CHIRURGICALE DE LA DIVISION DE M. CABROL, MÉDECIN PRINCIPAL EN CHEF PENDANT LA SAISON DE 1857,

PAR

M. le Docteur HENRY,

MÉDECIN CIVIL REQUIS.

A MIRECOURT,
CHEZ HUMBERT, IMPRIMEUR-LIBRAIRE.

1858.

CLINIQUE ET THÉRAPEUTIQUE

THERMO-MINÉRALES.

RELATION MÉDICO-CHIRURGICALE.

Avant de passer en revue les diverses catégories de maladies et les différents cas soumis à notre observation, je dois signaler la bonne tenue des salles, des bains, et les améliorations de toute espèce introduites pendant ces dernières années dans cette partie la plus importante de l'Etablissement; ainsi la forme, la température des douches, ont été modifiées très-diversement pour s'adapter aux exigences les plus diverses et remplir des indications variées : douches en jets de différents calibres et graduées, en lame ou arrosoir à trous plus ou moins fins et nombreux, depuis une pluie fine jusqu'à une forte gerbe à 5 jets, douches thermales pures ou coupées d'eau commune, à température variée, continues ou intermittentes; douches écossaises alternativement chaudes et froides, si puissantes sur la fin du traitement des raideurs articulaires, des entorses, fractures, arthrites, etc... quand tout élément phlegmasique a disparu; douches verticales, transversales, douches auriculaires, douches mixtes, c'est-à-dire très-fortes sur les extrémités avec affusions réfrigérantes sur la tête, qui nous rendent les plus grands services dans le traitement des paralysies symptomatiques d'affections cérébrales. Dans d'autres établissements, ces douches sont appelées révulsives.

Les propriétés stimulantes de l'eau thermale, ont été avantageusement modifiées ou atténuées par l'addition de principes sulfureux, alcalins ou féculens, ou d'eau commune selon diverses indications bien saisies par M. le docteur Cabrol.

Il serait à désirer que des bains d'eau douce si nécessaires aux sujets nerveux stimulés par le traitement thermal soutenu pendant plusieurs semaines, puissent être administrés facilement. C'est une importante ressource dont le médecin thermo-hydrologiste a souvent à regretter la privation.

Il a été créé comme annexe de la pharmacie une buvette destinée à la consommation des eaux minérales froides, naturelles telles que celles de Vichy, de Vittel, de Meynard, prescrites par les médecins dans toutes les maladies compliquant l'affection principale pour laquelle ils avaient été envoyés ici. Les eaux salées et excitantes de Bourbonne ne convenaient pas en boisson, à tous les malades indistinctement. Ces boissons médicinales naturelles nous ont rendu de signalés services dans un grand nombre de cas; lorsque cela a été possible, les malades ont été prendre ces eaux aux sources même qui sont dans le voisinage ou dans la contrée. Nous désirons bien vivement voir cette médication prendre faveur parmi les malades et les médecins qui usent des eaux ou les prescrivent à la station de Bourbonne-les-Bains.

L'Etablissement d'un appareil gazogène en nous permettant de pourvoir largement aux boissons gazeuses, a été un bienfait réel pour nos malades dont l'estomac se fatigue si souvent par le traitement thermal et sous l'influence continue des fortes chaleurs.

Puisque nous en sommes aux *Désiderata*, rappelons que dans notre rapport de 1856, nous exprimions le regret de ne pouvoir continuer au-delà de 2 saisons, le bienfait des eaux thermales, dans certaines maladies, telles que fractures, luxations, tumeurs blanches, hydarthroses, adénites scrofuleuses, etc... qui avaient épuisé toutes les ressources thérapeutiques ordinaires; qui devenaient un embarras dans les hôpitaux où elles perdaient souvent les avantages obtenus par une saison thermale, si même elles ne s'aggravaient souvent; que le moyen de réaliser cette prolongation du traitement thermal était d'établir un service permanent à l'hôpital de Bourbonne, un service d'hiver, pour toutes les affections qui, arrivées à une certaine période, devront être renvoyées l'année suivante aux Eaux, transports fort coûteux à l'État, fatiguant pour les malades, après avoir encombré les hôpitaux, où nul traitement efficace ne leur est administré, où même elles n'ont qu'à attendre une aggravation, tant par la suspension du traitement thermal, qu'à cause des conditions hygiéniques qui les environnent ; je citerai à ce sujet les affections scrofuleuses, et remarquons que précisément la scrofule est une des graves maladies contre lesquelles les Eaux de Bourbonne fortement chlorurées, ont le plus d'efficacité, comme chaque année nous en observons les exemples remarquables (nº 47, 545, 606, 554 du registre officiel de l'hôpital) signalés plus loin. Nous en sommes arrivés à considérer le traitement thermal de Bourbonne, comme spécifique des affections scrofuleuses et notamment des adénites cervicales, d'ordinaire si rebelles aux traitements les plus méthodiques. Nous répéterons donc cette année, que la permanence d'un service à l'hôpital serait un bienfait pour de nombreux malades et une économie notable pour l'Etat, qui verrait ses militaires plus promptement guéris et rendus à leur drapeau.

L'année 1857, remarquable par son extrême sécheresse, l'élévation constante de la température, la persistance des vents du nord, a été très-favorable, entre toutes, au traitement thermal des diverses affections, qui sont ordinairement dirigées sur Bourbonne ; beaucoup de guérisons immédiates, un nombre considérable d'améliorations notables ou quasi-guérisons ont été observées par nous. La constitution médicale de l'année, qui a été signalée par des fièvres exanthématiques nombreuses, suivies d'angines diverses, vestiges de scarlatines graves, qui avaient dominé la pathologie des premiers mois de l'année, puis par des diarrhées simples et dysentériques pendant les fortes chaleurs d'août, cette constitution médicale assez grave, n'a manifesté son influence sur la population de la 1re division de l'hôpital de Bourbonne, que par un petit nombre de cas d'angines tonsillaires simples et de gingivites (au nombre de 12) et de dyssenterie (3) pendant la 2e saison. Nous verrons que la diarrhée simple, sans colique, séreuse ou stercorale, a été observée sur un assez grand nombre de malades, sous l'influence du traitement thermal et particulièrement de la boisson d'eau chaude ; mais néanmoins je pense qu'il faut dans l'appréciation de ce fait, attribuer une certaine part à la constitution régnante, car dans plusieurs cas ces flux étaient accompagnés de courbature, d'inappétence, de faiblesse, comme chez les sujets du dehors atteints de la diarrhée épidémique et ne baignant pas, sans cependant qu'il nous soit possible pour cette année de déterminer, en chiffres, la part de cette influence régnante sur nos malades.

Des bronchites en fort petit nombre ont été aussi observées

et ont entravé quelques traitements; mais par une sorte de compensation, nous avons quelques cas de bronchites anciennes notablement améliorées malgré le traitement thermal, grâce aux excellentes conditions atmosphériques, bien différentes de l'année 1856 où les pluies si fréquentes ont déterminé des cas assez nombreux d'irritations bronchiques.

Le traitement thermal étant essentiellement excitant, les effets primitifs locaux ou généraux observés pendant le séjour des malades à l'hôpital, doivent en général dépendre d'une suractivité plus ou moins grande imprimée à un certain nombre de fonctions, spécialement de la vie de nutrition.

C'est bien là, en effet, ce qu'il nous a été donné d'observer. Les manifestations de l'influence primitive de l'eau minérale avaient particulièrement leur siége dans le système circulatoire général: fièvre thermale, fièvre minérale, fièvre inflammatoire; ou sur quelque appareil particulier de la circulation : céphalalgie, congestion cérébrale, hémorrhoïdes. Un certain nombre éprouvait un agacement nerveux fort pénible, avec insomnie, agitation nocturne, brisement des forces. Le système tégumentaire externe et interne, est aussi fréquemment le siége de troubles fonctionnels très-marqués et fort variés : angines, stomatites, gingivites, embarras gastriques, dyspepsies, constipations, conjonctivites, bronchites, pleurodynies, endo-cardites, cystites, écoulement urétral : voilà la part du tégument interne. Le tégument externe a présenté des phénomènes presqu'aussi nombreux et aussi variés : augmentation de transpiration, éruptions fort diverses, furoncles, inflammations des cicatrices.

De tous ces phénomènes le plus fréquent est sans contredit l'aggravation momentanée le plus souvent au début du traitement, des souffrances des malades et particulièrement des douleurs rhumatismales, avec ou sans fièvre.

Dans le rapport de 1856, j'ai déjà insisté sur cette remarque faite depuis longtemps par les médecins de Bourbonne, civils et militaires, et qui en avaient conclu que la stimulation était l'agent essentiel des Eaux, en faisant passer les affections de l'état chronique à un degré plus élevé d'excitation voisin de l'état aigu, plus favorable aux modifications successives qui amènent la guérison. Du reste cette vue trouve une sorte de confirmation dans nos relevés qui nous font voir que parmi les hommes guéris à leur sortie de l'hôpital, un certain nombre figurent parmi ceux qui ont éprouvé cette aggravation momentanée et surtout parmi ceux qui ont éprouvé une amélioration immédiate considérable. Je me hâte toutefois de constater que les affections chroniques traitées par les eaux thermales peuvent éprouver les modifications les plus heureuses, sans passer par cette phase d'excitation, qui présage souvent la guérison, mais n'en est point une condition, ce que l'observation démontre chaque année. J'en dirai autant, à plus forte raison, des éruptions cutanées assez nombreuses et variées que développe le traitement thermal. Elles annoncent une action assez vive des eaux sur le tégument externe, mais elles nous ont paru de nulle utilité pour la guérison. Il me semble qu'elles se montrent plus particulièrement chez les sujets sanguins ou lymphatiques, à peau blanche et fine, facilement irritable, chez ceux qui abusent des bains chauds malgré les prescriptions médicales. Un petit nombre de nos malades (12) a vu ses cicatrices s'enflammer ou leur suppuration augmenter ou des phlegmons (n°s 553, 381, 26) se manifester plus ou moins loin d'anciennes blessures. Ce genre d'accidents qui est quelquefois nécessaire à l'expulsion des esquilles ou de corps étrangers depuis longtemps emprisonnés, doit sa rareté aux précautions minutieuses qui ont toujours été prescrites pour ne point irriter des parties déjà si sensibles, telles que le coupage de l'eau thermale par l'eau commune, l'addition du son, de l'amidon, la suppression de la douche ou bien l'interposition d'un linge protecteur sur les parties trop irritables pendant la douche.

La fièvre a été observée sur 24 malades, en général accompagnée de troubles digestifs dont l'ensemble formait ce qu'on appelle l'embarras gastrique ; langue saburrale, enduit plus ou moins épais, blanc ou jaunâtre sur toute l'étendue de la face supérieure de cet organe, amarescence de la bouche, inappétence, pesanteur et tension épigastriques, pourtour jaunâtre de la bouche, avec ou sans pesanteur frontale, courbatures surtout aux reins et aux membres inférieurs, sommeil pénible ; quelquefois la diarrhée accompagnait cet appareil symptomatique peu grave. La diète, les boissons délayantes, la suppression de l'eau thermale, interne et externe, suffisaient pour dissiper en un jour ou deux ce trouble passager de la santé. Toutefois chez un certain nombre de malades, il a fallu recourir aux évacuans, l'*Ipéca* de préférence, qui ramenait promptement et sûrement les choses dans leur état naturel.

Nous avons observé l'embarras gastrique un nombre de fois

assez grand sans être accompagné de fièvre, cédant très-bien à la diète ou aux vomitifs. Il nous a semblé le voir plus souvent chez les soldats que chez les officiers, sans doute parce que les premiers pour la plupart ignorants et peu intelligents sont toujours disposés à outrepasser les prescriptions médicales et à abuser des eaux en bain et en boisson. Cette fièvre éphémère qui ne durait pas plus de 24 à 36 heures nous a paru se montrer au début du traitement dans les 8 ou 10 premiers jours chez les sujets prenant leurs bains, leurs douches, leur boisson thermale à une température élevée ou pendant une durée trop prolongée. L'appareil fébrile annonçait une réaction assez vive; pouls fort, vibrant, s'élevant jusqu'à 95 à 100 pulsations par minute, la peau chaude et fortement colorée; yeux injectés; pesanteur et tension frontales; urines orangées ou rougeâtres, transpiration plus ou moins abondante, sur la fin du paroxysme, pendant un sommeil réparateur. Ce mouvement fébrile au début du traitement est considéré par nous, comme une véritable fièvre thermale occasionnée par l'action stimulante du calorique en excès *intùs* et *extrà*. Un de nos malades de la 2e saison (563) présenta deux fois cet état fébril thermal, dans la première moitié de la saison, avec embarras gastrique et diarrhée qui nécessitèrent l'emploi de l'*ipéca* et de l'eau de Sedlitz. Cet homme d'un tempérament nervoso-sanguin, à peau brune et vif coloris était affecté d'un rhumatisme articulaire qui fut guéri à la sortie de l'hôpital, malgré une aggravation passagère de ses souffrances vers la fin de son traitement. Ce double accès fébrile et cette exacerbation momentanée ont-elles contribué à la prompte guérison de cet homme? Je suis disposé à le croire, trouvant dans ces manifestations symptomatiques, le signe d'une action plus vive et plus intime de l'eau thermale. Treize de nos malades sur 120 présentèrent cette fièvre thermale.

L'Etat fébrile ne se manifesta sur la fin du traitement, ou dans le cours de la 2e partie de la saison, que chez 10 malades, avec ou sans embarras gastrique, goût salé à la bouche, sueurs alcalines, réaction moins vive que dans la fièvre thermale, pouls moins développé et moins accéléré, sentiment de faiblesse plus prononcé, persistant après l'apaisement de l'appareil fébrile, qu'il précédait quelquefois de plusieurs jours. Cette fièvre nous a paru procéder de l'influence prolongée sur l'économie et particulièrement sur le sang des sels alcalins dissous dans l'eau thermale; elle indique la saturation des fluides par les alcalins et la nécessité de terminer le traitement. C'est la fièvre minérale observée dans les autres établissements thermo-alcalins analogues à celui de Bourbonne. Nous nous proposons, si l'occasion nous en est donnée, de faire quelques recherches sur l'état des urines, du sang et des sueurs comparativement dans ces deux états fébriles du début et de la fin du traitement thermal, pour arriver, si faire se peut, à la connaissance plus précise de l'influence des principes minéralisateurs sur plusieurs des humeurs de l'économie. Il n'y a nul doute que des expériences bien faites et suivies, dirigées dans cette voie ne conduisent à des résultats importants.

Un de nos malades fort et robuste d'un tempérament sanguin, affecté de paraplégie (77) éprouva des signes de congestion cérébrale avec forte fièvre thermale, qui nécessita une saignée assez copieuse : elle fut très-efficace. Il dut aux Eaux une amélioration assez considérable de sa paralysie. Deux autres malades (299, 657) éprouvèrent aussi de la congestion cérébrale, mais sans fièvre, qui fut assez forte pour interrompre complètement le traitement et nécessiter le renvoi de l'un d'eux (657) affecté d'hémiplégie apoplectique avec commencement d'hyperthrophie du cœur. Il était du reste tourmenté de congestions cérébrales habituelles et de dyspnée. Le n° 299 affecté d'hémiplégie consécutive à des congestions cérébrales très-graves, simulant un ramollissement cérébral superficiel, avec embarras de la parole, put continuer son traitement après une courte interruption et quelques dérivatifs intestinaux. Il sortit de l'hôpital après une seule saison avec une quasi-guérison.

Ces hommes présentaient au reste, les attributs du tempérament et de la constitution apoplectiques au plus haut degré : pouls et cœur forts, coloration vive de la face, col court, musculature très-robuste. Trois malades éprouvèrent de la céphalalgie sans fièvre ni congestion cérébrale appréciables (130, 127, 694) envoyés à l'hôpital pour coup de feu, contracture du biceps brachial suite d'abcès froid, et paraplégie.

Remarquons ce petit nombre, six, de sujets chez qui se manifestèrent des symptômes cérébraux déterminés par l'usage des eaux thermales de Bourbonne si éminemment stimulantes et généralement si redoutées dans les affections des centres nerveux ; 4 appartenaient à cette catégorie et loin de ressentir les mauvais effets du traitement thermal, 3 ont vu leur état s'améliorer considérablement.

La dyspepsie est un des effets les plus rarement produits par nos Eaux en boisson et doit, ce nous semble, en raison de cette rareté et de la guérison, au contraire, d'un certain nombre de dyspeptiques par ces mêmes Eaux, être attribuée à une idiosyncrasie particulière des malades, qui ne pouvaient dès le début du traitement ingérer l'eau minérale en quantité quelconque, sans répugnance extrême, maux d'estomac, nausées et même dérangement de l'appétit et de la digestion. Quatre de nos malades éprouvèrent ces accidents qui forcèrent à supprimer la boisson thermale.

La diarrhée à des degrés fort variables, mais en général assez faibles et sans autre trouble de l'économie, fut observée chez 45 de nos malades, en proportion à peu près égale dans les 2 saisons, nombre un peu plus considérable que dans les années précédentes, ce qui fut dû, il nous parait, à la constitution médicale régnante, remarquable par la fréquence des diarrhées et des dyssenteries en ville et dans la banlieue, et aux chaleurs excessives et continues qui signalèrent l'été de 1857; chez trois de nos malades dont 2 de la 2e saison, la diarrhée dégénéra en dyssenterie véritable avec selles mucoso-sanguinolentes et ténesme.

La diarrhée thermale se manifeste en général dans les premiers jours du traitement et ne dure guère plus de 2 ou 3 jours; elle n'est point accompagnée de coliques, ni de fièvre, ni de diminution d'appétit; elle est séreuse, avec 5 à 6 selles quotidiennes, se montrant quelques minutes après l'ingestion de l'eau minérale, ou bien seulement plusieurs heures après, dans le cours de la journée. Elle guérit d'elle-même sans traitement ou avec l'usage de l'eau de riz, si elle se prolonge ou si elle est trop abondante et la diminution ou suppression de l'eau thermale en boisson.

Un phénomène tout opposé à la diarrhée, la constipation, s'observe encore, mais beaucoup plus rarement (chez 9 malades) sous l'influence évidente du traitement thermal, spécialement de l'ingestion de l'eau. Nous avons déjà signalé cet effet des boissons chaudes dans le rapport de 1856, que nous avons toujours réussi à dissiper en administrant à ces malades de l'eau minérale froide, ou avec addition de gaz acide carbonique. Chez quelques malades habituellement constipés, tels que les paraplégiques, l'eau thermale refroidie a suffi souvent pour rétablir le cours plus régulier des selles, effet très-utile et que l'on peut mettre fréquemment à profit.

L'embarras gastrique a été observé sur 29 malades, dont 1

(337) en fut atteint 2 fois. Nous avons vu que la fièvre qui se manifeste pendant le traitement n'est pas nécessairement accompagnée d'embarras gastrique; de même aussi cette forme de trouble des fonctions de l'estomac n'a été accompagnée que 12 fois de fièvre et dans les 17 autres cas, il a pu être considéré comme essentiel. En général étant de très-courte durée et n'arrivant pas avant le 8e ou 10e jour du traitement, il ne présentait pas de symptômes bilieux très-prononcés; il était plutôt remarquable par la blancheur de l'enduit lingual, l'absence de douleur épigastrique et hépatique, de teinte jaune des yeux et de la face sauf exceptions. La douleur frontale était peu intense, mais l'abattement général et le brisement des forces assez considérable; en un mot, il était plutôt muqueux que bilieux. La diète, les boissons délayantes, avec suspension du traitement thermal le dissipaient en 2 jours. L'ipéca seul ou uni à l'émétique en faisait prompte justice; ou bien nous y ajoutions de l'eau de sedlitz, si des symptômes abdominaux venaient le compliquer, tels que borborygmes, malaise abdominal, disposition à la diarrhée. De même que la diarrhée, je pense que l'embarras gastrique a été produit chez un certain nombre de malades par les grandes chaleurs, et la constitution médicale régnante et ces cas me paraissent être ceux où les symptômes bilieux prédominaient.

J'ai déjà fait remarquer le petit nombre de nos malades atteints de bronchites, pour la plupart à cause du défaut de précautions en sortant du bain : c'étaient tous des soldats, d'habitude peu soigneux. Chez deux (167, 564) de nos malades, l'intensité et la persistance de la toux, plusieurs fois accompagnée de crachements de sang, de fièvre, d'amaigrissement avec présence de ronchus dans les parties supérieures des poumons, nous firent soupçonner l'existence de tubercules peu avancés. Toutefois chez ces hommes, des précautions minutieuses contre le refroidissement, l'abstinence de boisson thermale et de bains, une médication béchique et calmante dissipèrent les symptômes après un laps de temps assez long, et l'usage des douches modifièrent avantageusement les affections qui avaient déterminé leur envoi aux Eaux.

Mais nous savons que l'usage des eaux thermales aggrave en général assez rapidement les affections de poitrine et doit être interdit dans ces cas.

Un malade atteint de carie vertébrale (170) en bonne voie de guérison, eut une douleur vive au côté droit, sans fièvre ni aucun signe sthétoscopique ni plessimétrique, qui céda facilement à une application de ventouses scarifiées et fut regardée comme pleurodynique. Elle a pu être réveillée par l'excitation thermale chez un sujet qui avait eu autrefois des douleurs semblables, suites d'une pleurésie.

Même remarque au sujet d'un malade (35) qui présenta des signes d'endocardite et de péricardite. Ce jeune militaire d'une faible constitution eut une pleuropneumonie en 1856, du côté gauche, puis une otite droite et enfin un rhumatisme articulaire général sub-aigu qui dura 2 mois. En février 1857, il se manifesta à la région mammaire gauche, un engorgement à marche lente, occupant vraisemblablement le périoste costal et le tissu cellulaire ambiant; après 1 mois la tumeur se ramollit et suppura et laissa une fistule durant 3 mois. La tuméfaction périostale existe encore à l'entrée du malade à l'hôpital, indolente, dure, surmontée d'une cicatrice bleuâtre, déprimée, peu sensible, adhérente; la respiration est un peu courte en marchant; très-léger souffle au premier bruit du cœur. En même temps douleurs rhumatismales articulaires peu prononcées réveillées ou aggravées par les variations atmosphériques, amaigrissement, paleur et faiblesse générales. Les douleurs articulaires avaient été dissipées par la première partie de la saison, les forces revenaient d'une manière notable, quand sans cause appréciable il fut pris d'une dyspnée très-prononcée, avec fièvre, fréquence et force du pouls, anxiété précordiale, légère augmentation de la matité de cette région, bruit de souffle très-fort au premier temps avec bruit de frottement très-appréciable. Des ventouses scarifiées, un large vésicatoire au-devant du cœur, la teinture alcoolique de digitale, conjurèrent assez promptement ces graves accidents, dont il ne resta qu'un léger bruit de souffle probablement d'origine ancienne. Cette endopéricardite aiguë entée sur les vestiges d'une inflammation rhumatismale de l'endocarde nous paraît devoir être attribuée à l'action stimulante des bains et des douches (en arrosoir) sur la région précordiale, que le malade prenait à une température trop élevée, nonobstant nos recommandations expresses. Malgré cette sérieuse complication, la position du malade s'améliora beaucoup; il fut débarrassé de ses douleurs rhumatismales, la tuméfaction périostale perdit beaucoup de son volume, la cicatrice devint blanche et plus mobile et les forces revinrent avec l'appétit et le bien-être général.

Chez 2 malades de la 2ᵉ saison, nous observâmes une conjonctivite (587) et une iritis (675) avec cercle radié sclérotical. Ce dernier avait déjà éprouvé des accidents graves du côté de la vue et se trouvait à l'hôpital pour des rhumatismes articulaires et musculaires anciens, de telle sorte que l'école ophthalmologique allemande n'eût pas manqué de voir ici un type d'ophthalmie rhumatismale. Je ne découvre dans ces deux complications intercurrentes rien qui puisse être attribué à l'influence thermo-minérale, parce que ces affections ne présentèrent rien d'insolite dans leur marche, ni pendant ni après leurs ophthalmies, qui cédèrent promptement aux antiphlogistiques et à la belladone. L'autre malade avait une entorse. Ils furent tous deux grandement soulagés à leur sortie de l'hôpital, avec espoir fondé d'une prochaine guérison consécutive.

Les inflammations de la bouche, des gencives et de l'isthme du gosier, qui s'observent assez fréquemment chez les malades soumis au traitement thermal, n'ont pas été communes cette année, malgré une épidémie d'angines simples et couenneuses qui régnait dans la localité. Six malades eurent une angine tonsillaire en général légère (67, 348, 420, 596, 651, 693), dont 4 dans la 2ᵉ saison précisément au moment où l'épidémie avait atteint sa plus grande intensité. Cette affection cédait promptement à l'usage des gargarismes saturnés, sans évacuations sanguines.

Les gingivites au nombre de 7, dont 5 dans la 2ᵉ saison présentaient plus de gravité et de ténacité; quelques-unes étaient simplement inflammatoires et plus faciles à guérir par les gargarismes émolliens; d'autres étaient constituées par un gonflement fongueux des gencives facilement saignantes avec un dépôt abondant de tartre dentaire, mauvaise odeur de l'haleine. Cet aspect des gencives rappelait le scorbut, dont au reste 3 de ces malades avaient été atteints en Crimée (568, 595, 690). Chez un autre (389) le bord libre de la gencive était le siége d'ulcérations grisâtres, fort douloureuses, occupant particulièrement la face interne de ce bord gingival et formant un liseré étroit qui ne disparaissait que sous l'influence de la cautérisation avec un collutoire d'acide hydroclorique et de miel rosat, parties égales, porté sur les parties malades avec la pointe d'un pinceau fin de poils de blaireau.

La forme fongueuse et saignante ou scorbutique, moins rebelle que cette dernière, trouvait son remède dans l'abstinence de la boisson chaude, l'usage de gargarismes astringents ou acidulés avec addition d'alcoolat de cochléaria. Nous pensons avec les médecins de Bourbonne et entr'autres M. Ballard, que ces gingivites reconnaissent pour cause l'impression de l'eau bue trop chaude, sur le tissu gingival.

Les troubles du côté de l'appareil génito-urinaire ont été plus rares que pendant les années précédentes ; ils se résument en quelques cas d'urines bourbeuses, plus ou moins difficiles à émettre ; 4 cas de récidive d'écoulements uréthraux et un cas d'orchite subaiguë avec léger épanchement vaginal (560) chez un homme qui avait eu autrefois cette affection à la suite d'une blennorrhagie et dont il était sans doute resté quelques vestiges. Du repos, des topiques résolutifs dissipèrent cet accident en quelques jours.

Les écoulements blennorrhagiques offrent en général assez de résistance et exigent la suspension des bains, de la boisson thermale et l'emploi des injections astringentes. Ils se montrent chez des hommes qui ont déjà éprouvé des blennorrhagies et dont la muqueuse uréthrale conserve une certaine irritabilité susceptible d'être mise en jeu par des causes fort légères telles que excès de boissons ou de coït avec une femme saine, de bains trop chauds ou trop prolongés. Du reste ces gonorrhées thermales sont fort bénignes et se présentent sous l'aspect de simples flux muqueux, quasi dépourvus de tout élément inflammatoire.

Chez un malade (304), vieux gendarme, affecté de lumbago-sciatique double fort pénible, avec dyspepsie et constipation habituelles, urine bourbeuse, la douche ascendante a rétabli la régularité des selles, avec l'eau minérale froide et déterminé la manifestation d'hémorrhoïdes. Cet homme dont la constitution avait été fort altérée par les fatigues et les souffrances éprouva une amélioration considérable avant son départ tant dans son état si complexe que dans sa constitution. Cette propriété de congestionner le système vasculaire du rectum, que nous avons déjà plusieurs fois observée, par l'usage de nos Eaux, pourrait être plus fréquemment mise à profit chez les personnes sujettes à des symptômes encéphalopathiques.

Vingt-deux malades ont présenté divers modes d'irritations cutanées externes extrêmement variables : acnés simples 6, herpès simples 2, miliaires 5, vésicules discrètes 3, papules lenticulaires 6, urticaire 1, eczémas simples 2, pityriasis 1, furoncles, herpès impetiginodes, pustule phlysaciée 1. L'acné et les papules analogues aux taches lenticulaires de la fièvre typhoïde ont été les formes les plus fréquemment observées. C'est sur des sujets à peau fine et blanche, irritable, chez des sujets lymphatico-sanguins, qu'il nous a semblé que ces *poussées* se manifestent de préférence. Elles ne nous ont point paru exercer une action évidente sur la marche des maladies, car les améliorations n'ont point coïncidé avec l'apparition de l'éruption, et nous trouvons parmi les malades qui ont eu de ces éruptions plusieurs hommes qui n'ont éprouvé nuls effets des eaux ou seulement une très-faible amélioration.

Le plus souvent ces poussées se font sans fièvre et après la première partie de la saison; cependant chez 2 malades, l'éruption papuleuse a été précédée d'une fièvre exanthématique assez vive, qui est tombée aussitôt que la lésion cutanée s'est montrée, comme si l'économie eut poussé au dehors, à l'aide de ce mouvement fébrile un principe nuisible. Une seule forme éruptive s'observe généralement sur le même sujet; cependant nous avons vu des furoncles et un *herpès simple* sur le n° 60, des papules et de l'herpès sur le n° 595 et 2 fois une éruption miliaire sur le n° 586, atteint de rhumatisme articulaire général, la première éruption précédée de fièvre. Ce malade figure à la colonne des améliorations considérables.

Deux malades ont présenté des ulcères syphilitiques à l'isthme du gosier pendant le cours du traitement thermal. Ils avaient eu des syphilis antérieures méthodiquement traitées. Nous avons pu voir chez eux de quelle efficacité les antisyphilitiques jouissent avec le concours des eaux thermo-minérales. Le n° 67 avait des douleurs rhumatismales du genou, que nous avons attribuées au virus syphilitique latent; il est sorti guéri de ses douleurs articulaires et des ulcères syphilitiques, et n'ayant qu'une gène très légère au genou, à peine sensible après une longue marche. Il a pris l'iodure de potassium à la dose de 2 grammes par jour. Le n° 691, envoyé à Bourbonne, pour un eczéma chronique des mains et des poignets, après le huitième bain éprouva de l'inappétence, de la douleur épigastrique, de la dysphagie et le lendemain des ulcérations superficielles aux amygdales et à l'isthme du gosier, qui présentèrent promptement le caractère syphilitique et devinrent douloureuses pendant la nuit. Il fit usage de gargarismes bichlorurés et de bichlorure de mercure à l'intérieur concurremment avec le traitement thermal et il fut bientôt parfaitement guéri de ses ulcères avec amélioration considérable de ses eczémas. Ces deux faits confirment encore les observations des médecins de Bourbonne sur cette propriété des eaux thermales de démasquer en quelque sorte le virus syphilitique latent et de le rendre plus accessible à l'action curative des spécifiques.

Transpiration cutanée. La transpiration cutanée n'a été notée comme ayant été fortement exagérée que sur dix malades, chose assez singulière dans une saison aussi remarquablement chaude que celle de 1857. Elle nous a paru exercer une action fort utile chez les rhumatisans. Elle a concouru pour la plus grande part à déterminer chez un malade sanguin et assez replet, un amaigrissement de 6 kilog. C'était chez un officier (612) atteint d'atrophie et de raideur de l'épaule droite à la suite d'une luxation accidentelle de l'humérus. Ce malade obtint une amélioration très-considérable.

Je vais maintenant parcourir la série des malades traités pendant la saison de 1857 dans la 1re division, et énoncer quelques observations sur les cas les plus intéressants, suivant l'ordre établi dans le tableau statistique annexé au présent rapport.

Coups de feu. Les coups de feu au nombre de 57 ont obtenu 8 guérisons à la sortie de l'hôpital, 23 améliorations considérables et 18 améliorations plus ou moins marquées. 8 n'ont éprouvé aucun effet. C'était des cas de lésions fort graves des tendons, déchirures et destructions des muscles, des nerfs, ankyloses après fractures articulaires. Ces cas malheureux sont évidemment au-dessus des ressources de toute espèce de thérapeutique.

Chez bon nombre de nos blessés, les cicatrices adhérentes aux muscles, aux tendons, aux os, se sont allongées, sont devenues plus molles, plus extensibles et ont permis des mouvements plus étendus des membres Chez le nº 680, officier, dont l'avant-bras avait été horriblement mutilé par un coup de feu, avec perte de substance des os et des muscles, les doigts atrophiés étaient maintenus dans l'extension complète et privés de toute mobilité; une large cicatrice à la face interne et supérieure de l'avant-bras, présentait une petite élévation tuberculeuse excessivement douloureuse au moindre contact. Les bains et les douches administrés constamment, mais avec beaucoup de ménagement, amenèrent une heureuse modification dans cet état si pénible : à la sortie de l'hôpital les doigts avaient recouvré une bonne partie de leurs mouvements, l'hypéresthésie de la cicatrice était notablement diminuée, la caloricité du membre considérablement activée.

La diminution de la chaleur est un des effets les plus fréquents des blessures par coups de feu, qui ont lésé profondément les nerfs des membres; nous voyons alors les tissus présenter une tuméfaction habituelle, mollasse, presque œdémateuse avec une sorte de cyanose des parties déclives; quand la température ambiante s'abaisse, il s'y joint en même temps un engourdissement fort douloureux avec formication qui est d'autant plus prononcé que le gonflement est plus considérable. Ces troubles s'expliquent parfaitement par le défaut d'innervation et le ralentissement de la circulation veineuse locale privée de l'influx nerveux. Ce défaut de caloricité a été constamment combattu très-avantageusement par les douches et l'électricité et le plus souvent dissipé ou notablement amélioré dans la saison (134, 119, 596, 619).

Les paralysies du mouvement et du sentiment (anesthésie) par suite de coup de feu qui ont lésé les nerfs, présentent beaucoup de degrés divers depuis l'abolition complète de la motilité et de la sensibilité, jusqu'à un simple engourdissement. Là où les nerfs ont été entièrement détruits, dans une étendue assez considérable de leur trajet, les fonctions auxquelles ils président, sont évidemment pour toujours détruites, mais s'il n'y a que diminution de la fonction avec conservation plus ou moins entière de la continuité du cordon nerveux, ces symptômes sont généralement dissipés par l'excitation locale, à l'aide des douches secondées de l'électricité (637, 595).

Paralysies. Les paralysies traitées dans la 1re division, ont été au nombre de 26, ainsi réparties : d'origine cérébrale; 17 spinales, dont 1 borné au bras et 16 frappant les extrémités inférieures, 2 paralysies essentielles. La paralysie, quelle qu'en soit la nature, est une des affections les plus fréquemment envoyées aux eaux de Bourbonne, et certainement des plus rebelles à toute espèce de traitement. Nos paralysies cérébrales étaient toutes des hémiplégies plus ou moins étendues et prononcées; 3 ont éprouvé une amélioration considérable (299, 338, 565), et 4 n'ont éprouvé nuls effets immédiats (86, 113, 167, 657). L'un des cas était des plus graves et a été quasi-guéri. Le malade, officier de cavalerie, âgé de 35 ans, à col court, tempérament éminemment sanguin, avait été frappé subitement d'hémiplégie avec perte de la vision et de la parole pendant plusieurs mois. Les traitements antiphlogistique et résulsif les plus énergiques avaient considérablement amendé son état à son entrée à l'hôpital de Bourbonne; il y avait 9 mois que les premiers accidents avaient eu lieu. La parole était fort difficile, bégayante, il cherchait ses mots; la main tremblante pouvait à peine écrire quelques mots fort irréguliers, la jambe droite, raide et traînante, fléchissait souvent dans la marche, qui était chancelante. Ces symptômes, par leur gravité passée et présente, simulaient à un certain degré un ramollissement cérébral; mais notre diagnostic à cette époque, en raison de la marche des accidents, fut qu'ils dépendaient de congestions cérébrales répétées et violentes avec légère hémorrhagie apoplectique de la substance grise superficielle de l'hémisphère gauche. A la sortie de l'hôpital, la parole était libre, la face symétrique, la main pouvait tracer plusieurs lignes d'écriture régulière et lisible, la mémoire parfaite. Ce malade avait eu pendant son traitement thermal de fortes douleurs de tête, avec étourdissements. Il ne prenait d'abord que des demi-bains avec fortes douches révulsives sur les membres paralysés et affusions réfrigérantes sur la tête.

Un autre malade ne fit point usage des eaux pendant plus de 4 ou 5 jours, parce qu'il présentait de fréquentes convulsions épileptiformes (113) consécutives à une fièvre grave.

Je tiens aussi à signaler un cas intéressant de paralysie alterne datant de 9 ans. L'hémiplégie des membres était à gauche, l'hémiplégie faciale était à droite. Cette sorte de paralysie dont la connaissance est due à M. Gubler (Gaz. hebdomad. juin 1357.) n'est pas encore très-commune. Elle a pour cause une lésion de la moëlle allongée au voisinage du pont de Varole, en un point assez restreint, qui a intéressé l'origine du nerf facial après son entre-croisement et le cordon latéral avant son entre-croisement.

Cet homme dont la constitution avait été fort affaiblie par l'expédition de Crimée, souffrait aussi du genou par suite d'une forte contusion. Il a éprouvé une amélioration considérable avant sa sortie.

La règle de notre traitement thermal des diverses affections paralytiques d'origine cérébrale a été une et constante. Stimuler vigoureusement les parties paralysées à l'aide de douches énergiques sur les extrémités inférieures, en maintenant la circulation cérébrale dans des limites moyennes à l'aide d'applications réfrigérantes sur la tête pendant la durée de la douche et des bains qui ne doivent pas être à une température au-delà de 28° à 29° et administrés seulement de 2 jours l'un sur la fin du traitement et jusqu'à la ceinture; l'administration de l'eau thermale plutôt refroidie ou tiède que chaude. Le traitement thermal dans ces cas ne doit être, selon nous, employé qu'à une époque fort éloignée du début des accidents cérébraux, quand toute trace de congestion apoplétique est dissipée depuis longtemps. Si nous voulions fixer un terme général, sauf exceptions individuelles, nous ne dirions pas moins de 7 à 8 mois. Toutefois il est un écueil qu'il faut éviter; c'est de ne pas attendre que la maladie soit trop ancienne parce qu'alors il y a beaucoup moins de chances d'amendement, comme si les membres alourdis par une sorte d'œdème et la paralysie ne pouvaient plus recevoir de la portion encéphalique désorganisée, un influx nerveux qui a perdu l'habitude de parcourir les cordons nerveux devenus inutiles et leurs canalicules obstrués.

Cette règle de conduite est basée sur la physiologie médicale et l'observation de nos prédécesseurs.

On ne saurait trop le répéter en présence de ce qui se pratique à Bourbon-l'Archambaut, d'après des principes tout opposés.

Avec cette pratique, nous pensons que nous guérirons les hémiplégies dues à des congestions cérébrales (coup de sang) violentes; à des hémorrhagies cérébrales très-superficielles de la substance grise, ou à de très-petits foyers profonds du centre ovale; nous rendrons de la vitalité à des membres hémiplégiés par des foyers apoplétiques plus étendus, plus profonds et cicatrisés et nous préviendrons probablement des attaques nouvelles.

Des paraplégies, au nombre de 16, ont été traitées dans la division. Elles étaient dues pour la plupart à l'impression continue et prolongée ou répétée du froid humide, cause agissant particulièrement sur les tissus fibreux du rachis et de l'appareil myélo-méningien et qui imprimerait quelque chose de rhumatismal à ces paralysies dues à cette sorte d'étiologie. Mais l'analyse la plus minutieuse et la comparaison la plus détaillée des divers symptômes dans des cas analogues, n'a pu nous faire distinguer d'une manière positive parmi tous ces cas de paraplégies, celles qui étaient dues à des méningites, de celles occasionnées par des myélites chroniques, des ramollissements, ou d'autres lésions du tissu médullaire rachidien. Toutefois il nous a semblé que celles qui étaient accompagnées de picotements, de fourmillements très-vifs à la peau des membres inférieurs et des pieds, de secousses ou de contractions spasmodiques des membres paralysés, pouvaient être regardées comme liées à des lésions méningiennes, réagissant sur le tissu médullaire et d'un pronostic moins grave que celles qui n'étaient accompagnées d'aucune douleur ni mouvements spasmodiques.

La plupart déterminent une constipation opiniâtre et une rétention ou incontinence d'urine plus ou moins prononcée avec urines fort troubles et ammoniacales. Dans le cas de guérison ou d'amélioration, ce double symptôme est celui qui subit d'abord l'influence bienfaisante du traitement thermal.

La paralysie cutanée était généralement médiocre et bornée à un simple engourdissement. Chez l'un d'eux (361) il y avait insensibilité à la douleur (analgésie), bien que la peau sentît le contact des corps étrangers. Chez tous ces malades, excepté 1 (267) paraplégie traumatique (fracture du rachis) qui n'éprouva nul effet des eaux, les fonctions de la vessie et du rectum s'améliorèrent et se rétablirent assez bien et cette modification a dû être considérée comme un heureux commencement de retour des fonctions motrices de l'appareil rachidien. Chez un malade (162), l'amélioration qui fut considérable, puisqu'à une immobilité complète des extrémités inférieures, succéda une contractilité assez forte pour pouvoir marcher à l'entour du lit, en se soutenant d'une main, et dans la salle à l'aide d'une chaise ou de deux cannes, l'amélioration, dis-je, s'annonça par des secousses et mouvements de flexion involontaires des extrémités inférieures. Chez ce malade, il y avait une gibbosité formée par la saillie des apophyses épineuses des 10e et 11e vertèbres dorsales (mal de Pott). Cet homme prit 2 saisons. Dans ce cas le tissu de la moëlle n'était probablement pas altéré profondément, mais légèrement comprimé et les membranes plus ou moins enflammées par propagation de l'ostéite des corps vertébraux.

Chez le nº 112 qui fut quasi-guéri ne conservant qu'une légère faiblesse du membre inférieur droit, à peine apparente pour un œil exercé; la maladie était due à l'influence du froid humide longtemps et souvent renouvelé au camp de Boulogne, et s'étant montrée progressivement avec fourmillements et secousses. Il fut envoyé pour la deuxième fois à Bourbonne en 1857, avec engourdissement incomplet de la sensibilité cutanée et faiblesse des jambes. Le sentiment revint d'abord à la peau avec liberté et limpidité des urines, puis quelques secousses aux extrémités et formications plus prononcées; puis la contractilité musculaire se prononça de plus en plus.

En somme, sur nos 16 paraplégiques, 8 éprouvèrent une amélioration très-considérable; 5 obtinrent du soulagement consistant dans la régularisation des garde-robes et de la miction, retour de la sensibilité cutanée, de mouvements plus ou moins prononcés des membres inférieurs; 3 enfin n'obtinrent aucune modification dans leur état. Chez aucun, il n'y eut d'aggravation, résultat général qui a son importance dans une affection aussi grave, le plus souvent rebelle à tout traitement et tendant à une terminaison funeste.

Rhumatismes. Les rhumatismes si communs parmi les militaires d'un certain âge doivent être distingués en rhumatismes articulaires et rhumatismes musculaires, bien que souvent ils se trouvent réunis sur les mêmes sujets en des proportions très-variables, et bien qu'il soit quelquefois difficile de distinguer chez un rhumatisant l'élément musculaire de l'élément fibreux ou articulaire, surtout au voisinage des grandes jointures entourées de masses musculaires considérables.

Il résulte de l'inspection de notre premier tableau synoptique que le rhumatisme articulaire a présenté plus de guérisons et d'améliorations que le rhumatisme musculaire, ce qui n'est pas en rapport avec les opinions généralement reçues, parmi les médecins ayant pratiqué à Bourbonne. Cependant, je dois faire une remarque importante sur le degré de curabilité du rhumatisme par le traitement thermal; c'est que le rhumatisme articulaire grave, avec déformation prononcée et gonflement des jointures, passant facilement à l'état aigu, ou sub-aigu chez des sujets lymphatiques, éprouvent très-peu de bons effets des Eaux de Bourbonne et même peut s'y aggraver. Nous avons vu de ces malheureux rhumatismes dont rien n'a pu entraver la marche envahissante, jusqu'à l'abolition presque complète de tout mouvement et une horrible déformation des membres. Un de nos malades (478) s'est trouvé dans ce cas, après avoir éprouvé une notable amélioration en 1856.

Chez ces malades, le rhumatisme articulaire se compose pendant fort longtemps d'attaques sub-aigues séparées par des intermittences plus ou moins longues, pendant lesquelles le gonflement et la déformation articulaire se dissipent incomplètement. Il nous semble que les eaux ne peuvent être prescrites dans ces cas, que lorsque depuis longtemps toût symptôme aigu a disparu et que la maladie a épuisé sa force d'envahissement; les retractions ligamenteuses, les demi-ankiloses et autres lésions articulaires sont définitives alors, mais les douleurs peuvent être avantageusement combattues.

Parmi les rhumatismes articulaires, ceux qui se sont le mieux trouvés des eaux, ce sont ceux qui n'ont point altéré la forme des articulations, ni laissé de dépôts plastiques dans les tissus fibreux, qui depuis longtemps ont perdu toute acuité, déterminent une gêne douloureuse dans tout ou partie des mouvements, soit d'une manière continue, soit intermittente, le plus souvent la nuit et peu avant les variations atmosphériques.

Sur 29 cas de rhumatismes articulaires plus ou moins graves, nous avons noté 5 guérisons immédiates, 19 améliorations considérables, 2 améliorations médiocres, 2 effets nuls, 1 aggravation, à la sortie des malades de l'hôpital, résultats très-satisfaisants, ce nous semble, dans une maladie qui a déjà épuisé toutes les ressources thérapeutiques. Les étuves n'ont pas peu contribué aux succès, ajoutées aux usages ordinaires des eaux thermales. M. le médecin en chef les recommandait dans la dernière moitié du traitement, alternées avec les bains, avec douches quotidiennes.

Le rhumatisme musculaire qu'il est souvent difficile de distinguer de la névralgie, à cause de l'analogie très-grande existant entre ces deux maladies tant dans leurs intermittences que dans leur siége, leurs trajets douloureux, est remarquable par son opiniâtreté et sa résistance à tous les traitements. Il cède en général à la thermo-thérapie, quand il n'est pas trop ancien, après avoir offert ordinairement une certaine exacerbation dans le début du traitement. Les malades éprouvent souvent alors des douleurs contusives dans les membres affectés, surtout la nuit; souvent aussi des douleurs anciennes, passées depuis longtemps, se réveillent sous l'influence de l'excitation thermale, un malaise général vient momentanément décourager le malade, qui ne doit voir plutôt dans cette aggravation passagère que le gage d'une amélioration prochaine.

Je signale l'observation d'un jeune cuirassier (550) atteint de douleurs musculaires crampoïdes des membres inférieurs et surtout des mollets avec faiblesse et une sorte de chancellement de ces membres, à la suite d'un refroidissement subit dans un incendie, avec absence de tout symptôme du côté de la moëlle épinière, légère atrophie musculaire. Il y avait là de grandes analogies avec un début de paraplégie rhumatismale. Les variations atmosphériques augmentaient les souffrances. Il obtint l'amélioration de ses douleurs, ainsi que celle de la force et de la nutrition des membres.

Névralgies. Deux autres malades avaient des douleurs thorociques simulant parfaitement des douleurs névralgiques intercostales et déterminant des troubles respiratoires (18, 84). Ils partirent avec amélioration considérable.

Des douleurs inguinales gênant la marche, n'éprouvèrent nul effet des eaux, chez un soldat qui en fut atteint, en se redressant subitement de la station assise et portant fortement le tronc en arrière. Dans ce mouvement forcé, il a pu se produire une élongation des muscles psoas-iliaque et une distension de l'arcade de Fallope avec tiraillements douloureux de quelques filets du plexus ilio-scrotal, parce qu'il y avait des élancements à la suite de fatigues se propageant jusqu'au scrotum.

Scorbut. Les militaires atteints de scorbut, conservent souvent pendant fort longtemps des douleurs dans la continuité des membres, surtout les inférieurs, paraissant siéger tantôt dans les muscles, tantôt dans l'épaisseur des os. Ces douleurs ont beaucoup d'analogie avec les rhumatismes musculaires quoique plus profondes et apportant plus de gêne dans l'exercice des membres. Elles sont souvent accompagnées d'un état d'étiolement général, de teinte blafarde de la peau et de taches brunes, restes d'anciennes ecchymoses ou d'ulcères scorbutiques. Le traitement thermal a été heureusement secondé contre ces accidents, par l'usage des eaux ferrugineuses de Larivière, et Maynard, qui, par leurs propriétés reconstituantes, ont puissamment aidé à rendre au sang ses globules, au système nerveux la vigueur, et l'harmonie, à la nutrition générale ses forces assimilatrices. Nous avons pu voir assez promptement chez ces malades le teint s'animer et la peau perdre cette teinte blafarde caractéristique qui n'était point celle de la chlorose mais quelque chose d'analogue à la couleur produite par les vieilles fièvres paludéennes.

Sur 10 malades de cette catégorie, 1 seul n'éprouva aucune amélioration, accusant même à son départ (401) plus de douleurs aux lombes ; cependant l'appétit avait augmenté ainsi que l'embonpoint et le teint avait repris un peu de vivacité ; 1 malade était guéri à sa sortie (567) et les 8 autres ont éprouvé une amélioration telle, qu'elle présageait une guérison prochaine. Un autre de ces malades présenta au sixième bain un état fongueux des gencives tout-à-fait semblable au boursoufflement scorbutique : suppression de l'eau en boisson, gargarismes détersifs ; prompte guérison.

Lumbago-Sciatique. Les lumbagos et les sciatiques que nous avons réunis dans un même groupe en raison de la grande analogie de nature et d'origine et la réunion presque constante de ces deux affections, ont été au nombre de 24. Sur ce nombre, 5 ont obtenu leur guérison dans leur saison ; 16

ont été grandement soulagés sinon guéris; 2 ont éprouvé une amélioration moins prononcée, 1 nul effet (617). Cet homme attribuait ses douleurs de reins et de la cuisse du côté droit à des coups de crosse de fusil, dont il fut assailli en Crimée où il fut fait prisonnier. Ces douleurs étaient-elles dues à des lésions osseuses, dont nul signe au reste ne trahissait l'existence? Le traitement thermal ordinaire, bains et douches progressives, suffisaient en général. Cependant un de nos confrères (671), M. le docteur Cuignet, atteint de sciatique double ne pouvait supporter les douches à plein canal et se trouvait beaucoup mieux des douches en arrosoir à température moyenne 26 à 27°. Sa constitution avait été altérée par suite de fatigue en Crimée. Sa santé générale s'améliora beaucoup et ses douleurs furent presque entièrement dissipées.

Le n° 304, vieux gendarme, détérioré par la fatigue et la souffrance, présentait aussi une sciatique double, avec contraction des muscles fléchisseurs des orteils pendant la marche, une altération fétide des urines et une forte constipation; nul autre symptôme du reste du côté du rachis; une seule saison a rendu cet homme à un état de santé inespéré, avec des forces, de l'appétit, de bonnes digestions, diminution considérable des douleurs et marche beaucoup plus facile. Des hémorrhoïdes se sont montrées chez lui dans la deuxième reprise de la saison à la suite des douches ascendantes.

Nous devons noter aussi que ces sciatiques dataient de plusieurs années et avaient résisté à une foule de traitements. Cette remarque qui peut être considérée comme une banalité à propos de traitement thermo-minéral a toute son importance au sujet des sciatiques et des lumbagos.

Surdité. Un cas de surdité déterminé par l'impression de l'air froid (563) chez un soldat atteint de rhumatismes articulaires fut guéri par les douches au pourtour de l'oreille et particulièrement sur la région mastoïdienne. On peut considérer cette surdité comme étant de nature rhumatismale tant à cause de son étiologie que des conditions pathologiques où se trouvait le malade.

Affections articulaires. Les affections articulaires ont été assez nombreuses : 10 arthrites, 5 tumeurs blanches, 8 ankyloses, 10 entorses, 4 hydarthroses, ont formé l'effectif de cette catégorie. Cette classe d'affections longues et graves, qui arrivent chaque année en grand nombre à Bourbonne, a présenté des résultats assez satisfaisants; plusieurs guérisons d'arthrites, d'ankyloses, d'entorses, d'hydarthroses, des améliorations considérables en très-grand nombre. 6 sur ce nombre n'éprouvèrent aucun bienfait des eaux. Ces maladies sont en général assez difficiles à soumettre au traitement thermal et exigent une surveillance quotidienne. Il faut que tout travail inflammatoire soit bien terminé, que la période de décroissance de la maladie soumise à l'usage des eaux soit arrivée, pour ne pas ramener un état aigu. Il a été nécessaire, chez un malade (651) affecté d'arthrite grave, suite d'entorse négligée, de combattre les douleurs par des irrigations froides minérales continues qui ont produit le meilleur effet. Cet homme a été grandement soulagé. On voit par cet exemple que la pratique doit être modifiée selon les indications individuelles et qu'une thermatherapie uniforme ne serait ni prudente ni habile.

Contre les ankyloses, les entorses et les hydarthroses, nous avons fréquemment et utilement terminé la saison par des douches écossaises et des applications de boues minérales.

Fractures-Luxations. Les fractures et les luxations n'ont rien présenté qui n'ait confirmé l'expérience de nos prédécesseurs : résolution des engorgements fibroplastiques au voisinage des fractures, diminution des cals difformes et volumineux, des raideurs musculaires et articulaires.

Scrophules. Les adénites scrophuleuses au nombre de 4, toutes fort graves, par le nombre, le volume des ganglions engorgés, la longue durée de la maladie, ont offert des résultats très-importants. Les tumeurs se sont dissipées ou réduites à un volume fort médiocre, les ulcères se sont modifiés et cicatrisés, l'état général a subi une transformation véritable. On peut citer comme un exemple remarquable le n° 71 qui présentait des tumeurs axillaires sous-pectorales nombreuses, avec fistules multiples au-devant du thorax, peut-être carie d'un cartilage costal. Toutes les fistules se sont cicatrisées à l'exception d'une; les ganglions ont été rendus à leur volume normal; il a pris deux saisons. La médication iodée et ferrugineuse avec l'électricité, ont puissamment secondé l'action thermale dans ces cas rebelles. Les eaux de Bourbonne paraissent à M. le médecin en chef qui a insisté sur ce point, spécialement indiquées dans le traitement de ces graves affections, par leurs principes minéralisateurs dont le chlorure de Sodium forme un des éléments les plus importants.

Affections cutanées. Je signale encore un cas d'éléphantiasis commençant du scrotum, chez un officier d'artillerie de marine, qui fut atteint de fièvres paludéennes à Madagascar (283). Le scrotum avait une consistance lardacée et ne présentait plus de contractions vermiculaires. Les douches et les bains de vapeur procurèrent une quasi-guérison qui ne tardera pas à être complète.

Un mot des affections cutanées envoyées par erreur sans doute à Bourbonne ou existant avec d'autres affections du ressort de nos eaux. C'étaient des pityriasis, des acnés graves, des eczémas, des psoriasis, un herpès tonsurant. Toutes ces affections ont éprouvé une amélioration très-notable, sous l'influence de l'addition du foie de soufre aux eaux thermales et d'un traitement local et général approprié. Les douches sur les formes sèches et tuberculeuses (acné) nous ont paru développer dans le derme une suractivité nécessaire à la guérison. Des essais nouveaux doivent être tentés dans cette voie.

Ici se borne notre travail pour cette année. Après la prochaine saison, nous nous étendrons sur quelques autres points que nous avons laissés dans l'ombre ou omis pour ne pas trop allonger ce rapport qui n'embrasse qu'environ le quart du contingent des malades traités à l'hôpital pendant la saison de 1857.

TABLEAU *des maladies traitées dans la première division de l'hôpital militaire de Bourbonne pendant la saison 1857, et des résultats à la sortie des malades.*

DÉNOMINATION DES MALADIES.	Guérisons.	Améliorations considérables.	Améliorations.	Effets nuls.	Aggravations.	TOTAL.
Coups de feu . . . . , ...	8	23	18	8	»	57
Paralysies cérébrales	»	3	»	4	»	7
Paralysies locales	»	1	1	»	»	2
Paralysies spinales paraplégies	»	8	5	3	»	16
Paralysie du bras	»	»	1	»	»	1
Crampe des écrivains	»	»	1	»	»	1
Rhumatismes articulaires.	5	19	2	2	1	28
Rhumatismes musculaires	1	8	3	1	»	13
Suites de scorbut	1	7	1	»	1	10
Lumbago-Sciatiques	5	16	2	1	»	24
Surdité	1	»	»	»	»	1
Arthrites.	6	4	»	»	»	10
Tumeurs blanches.	»	1	1	3	»	5
Ankyloses	1	6	»	1	»	8
Entorses.	5	3	»	2	»	10
Hydarthroses	1	2	1	»	»	4
Fractures	4	10	7	1	»	22
Luxations	»	2	»	1	»	3
Nécroses.	»	1	1	»	»	2
Caries.	»	3	»	1	»	4
Périostoses	»	2	»	2	»	4
Congélations.	»	1	2	1	»	4
Adénites, Fistules scrofuleuses	2	2	»	»	»	4
Hyperesthésies custanées, névralg. traumatiq.	»	2	»	»	1	3
Obstructions abdominales.	»	»	1	»	1	2
Retract. tendineuses; raideurs cicatricielles .	1	1	1	1	»	4
Eléphantiasis	»	1	»	»	»	1
Blépharite chronique.	»	»	»	1	»	1
Arthralgies	1	1	»	»	»	2
Ulcères inflammatoires.	1	»	»	»	»	1
	»	»	1	»	»	1
Spermatorrhée.	»	1	»	»	»	1
Kyste en bissac du poignet	»	»	»	1	»	1
Dermatoses	»	9	»	»	»	9

En résumé nous avons eu à traiter 268 cas de maladies réparties sur 155 malades, dont un certain nombre, c'est-à-dire 11 avaient plusieurs affections, ainsi nous voyons figurer le n° 681 du registre médical de l'hôpital à la colonne des coups de feu, des fractures et des entorses; les n°s 500, 474, 734 à la colonne des coups de feu et des dermatoses; le n° 503, fractures et dermatoses; le n° 650, paraplégie et dermatose; n° 167, paralysie;

179 aux kistes et dermatoses; 478, rhumatisme articulaire et hydarthrose; 98, arthrite et hydarthrose; 563, surdité et rhumatisme articulaire. Sur ces 268 affections furent :

Guéries à la sortie	43
Considérablement améliorées	138
Plus ou moins améliorées	49
Sans résultat	34
Aggravées	4

Saison de 1857.

HOPITAL THERMAL DE BOURBONNE.

PHÉNOMÈNES *observés pendant le traitement thermal.*

DÉNOMINATION DES PHÉNOMÈNES.	NOMBRE.
Phlegmons, inflammations de cicatrices, suppurations augmentées.	12
Aggravations momentanées des symp., excitation générale	47
Fièvres thermales	13
Fièvres minérales	10
Fièvre inflammatoire avec congestion cérébrale	1
Embarras gastrique	29
Dyspepsies	4
Diarrhées	45
Constipations	9
Bronchites	6
Pleurodynie	1
Endo-péricardite	1
Congestions cérébrales	2
Céphalalgies	3
Conjonctivite	1
Iritis	1
Angines	6
Gingivites	7
Irritations	3
Écoulements	4
Orchite	1
Hémorrhoïdes	1
Otite externe	1
Éruptions cutanées	24
Syphilis	3
Transpirations cutanées	10

Mirecourt, Imp. Humbert.

www.ingramcontent.com/pod-product-compliance
Ingram Content Group UK Ltd.
Pitfield, Milton Keynes, MK11 3LW, UK
UKHW020528230726
13925UKWH00005B/2253

9 782019 270636